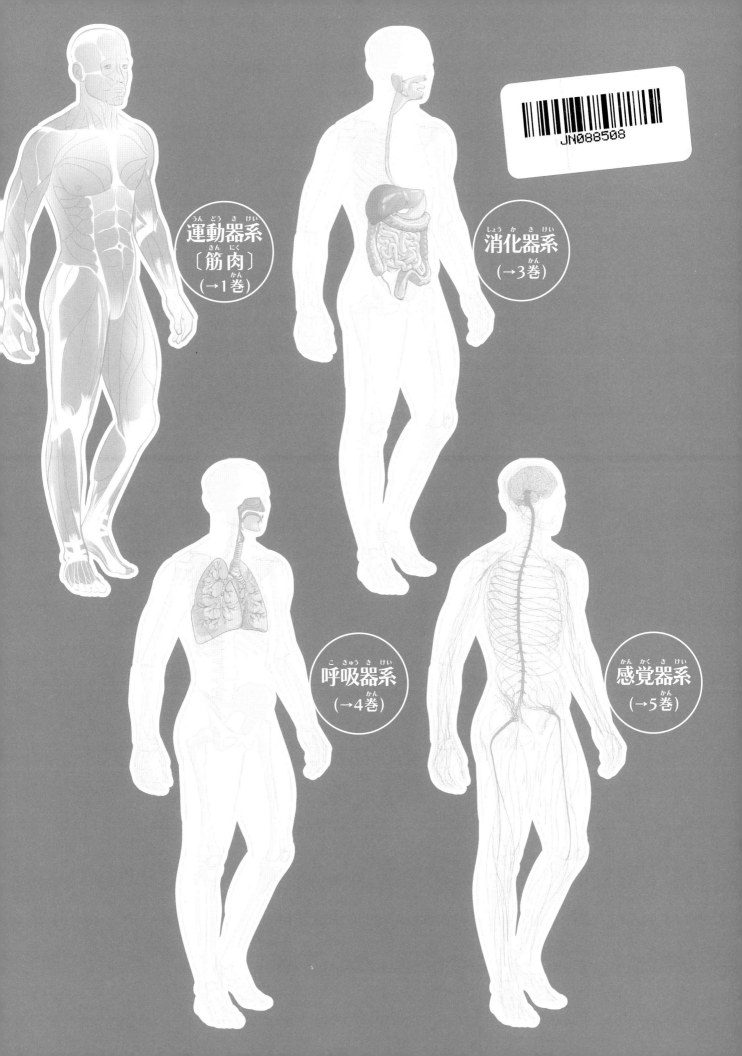

運動器系〔筋肉〕（→1巻）

消化器系（→3巻）

呼吸器系（→4巻）

感覚器系（→5巻）

JN088508

どうなってるの!? 人のからだのしくみ大図解

監修　坂井 建雄（順天堂大学特任教授）

1 からだのつくりと運動

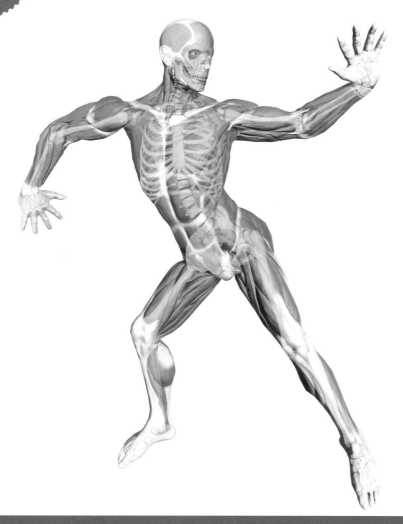

ポプラ社

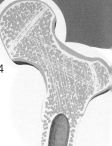

目次

この本の見方

この本は、イラストや写真を中心にして、人のからだを楽しく、くわしく紹介しています。

Q｜人と動物のからだに関する疑問です。

A｜Q(疑問)に対する答えです。

コラム｜このページのQ&Aに関する発展情報やおもしろい情報を紹介しています。

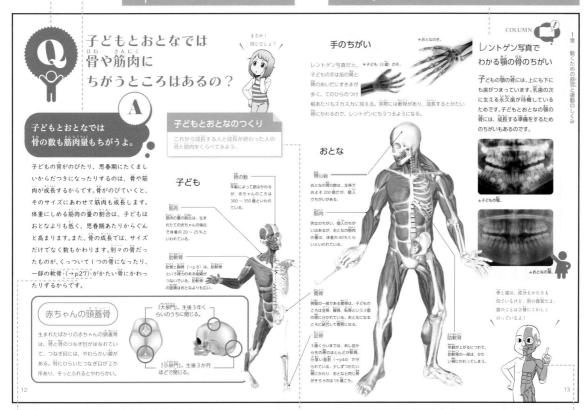

子どもとおとなでは骨や筋肉にちがうところはあるの？

まさか！同じでしょ？

子どもとおとなでは骨の数も筋肉量もちがうよ。

子どもの背がのびたり、思春期にたくましいからだつきになったりするのは、骨や筋肉が成長するからです。骨がのびていくと、そのサイズにあわせて筋肉も成長します。体重にしめる筋肉の量の割合は、子どもはおとなよりも低く、思春期あたりからぐんと高まります。また、骨の成長では、サイズだけでなく数もかわります。別々の骨だったものが、くっついて1つの骨になったり、一部の軟骨（→p27）がかたい骨にかわったりするからです。

赤ちゃんの頭蓋骨

生まれたばかりの赤ちゃんの頭蓋骨は、骨と骨のつなぎ目がはなれていて、つなぎ目には、やわらかい膜がある。特にひらいたつなぎ目が2か所あり、そっとふれるとやわらかい。

「大泉門」。生後3年くらいのうちに閉じる。

「小泉門」。生後3か月ほどで閉じる。

子どもとおとなのつくり

これから成長する人と成長が終わった人の骨と筋肉をくらべてみよう。

子ども

筋肉
筋肉の量の割合は、生まれたての赤ちゃんの場合で体重の20～25％といわれている。

骨の数
年齢によって数はかわるが、赤ちゃんのころは300～350個といわれている。

肋軟骨
肋骨と胸骨（→p8）は、肋軟骨という弾力のある組織がつないでいる。肋軟骨の範囲はおとなよりも広い。

手のちがい

レントゲン写真だと、子どもの手は指の骨と骨のあいだにすきまが多く、てのひらのつけ根あたりもスカスカに見える。実際には軟骨があり、成長するとかたい骨にかわるので、レントゲンにもうつるようになる。

▶おとなの手。
▼子ども（3歳）の手。

おとな

骨の数
おとなの骨の数は、全身でおよそ200個だが、個人さでちがいがある。

筋肉
男女でちがいもあるが、個人のちがいもあるが、おとなの筋肉の量は、体重の40％くらいといわれている。

寛骨
寛骨の一部である寛骨は、子どものころは全腸、腸骨、恥骨という3個の骨に分けられている。おとなになるころに結合して寛骨になる。

足骨
3歳くらいまでは、あし首から先の骨のほとんどが軟骨、分厚い骨（→p44）で守られている。少しずつかたい骨にかわり、おとなと同じ骨がそろうのは18歳ころ。

肋軟骨
年齢が上がるにつれて、肋軟骨の一部は、かたい骨にかわってしまう。

COLUMN

1章 動くための器官と運動のしくみ

レントゲン写真でわかる顎の骨のちがい

子どもの顎の骨には、上にも下にも歯がつまっています。乳歯の次に生える永久歯が待機しているためです。子どもとおとなの顎の骨には、成長する準備をするためのちがいもあるのです。

▲子どもの顎。

▲おとなの顎。

骨と歯は、成分もかたさも似ているけど、別の器官だよ。歯のことは3巻にくわしくのっているよ！

→｜くわしい説明がのっているページ数、またはほかの巻数です。

図解の解説｜イラストや写真について説明をしています。

キャラクター｜重要な部分や補足内容などを説明をしています。

この本に登場するキャラクターたち

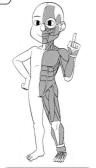
人体博士 トミー

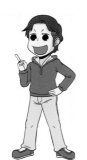
ナギ

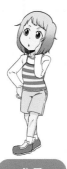
ハコ

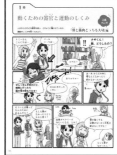

人体マンガ｜各章のはじめに、その章のテーマをマンガで楽しく紹介しています。

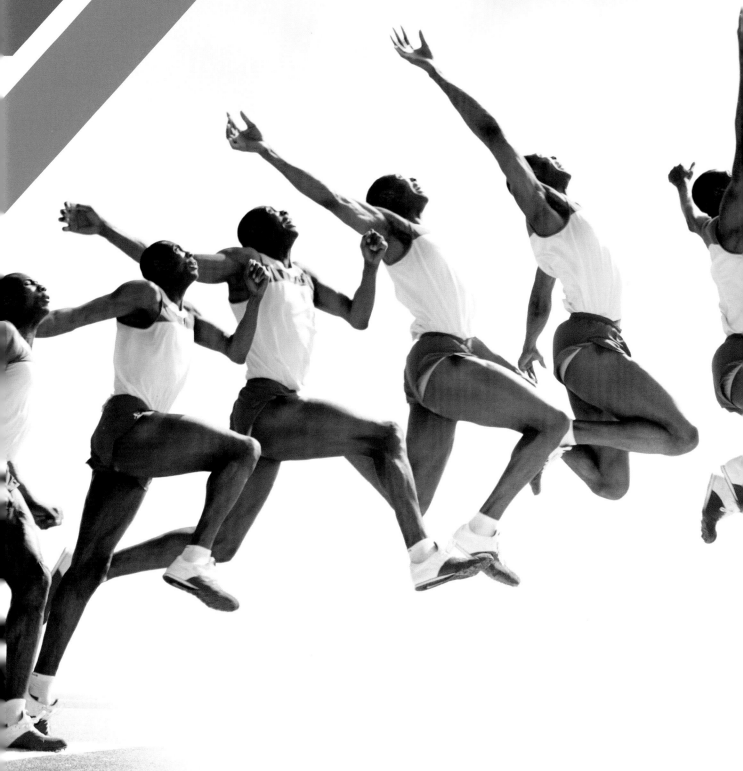

人のからだはどのような しくみで動くのか？

はじめに

この巻では、人のからだに備わっている機能のひとつ、「運動」に注目します。ここでいう運動は、スポーツだけではありません。立ったりすわったり、歩いたり、さらにもっと基本的な、曲げる、のばすなどの何気なく行う動きもふくめています。運動を担うおもな器官※は、骨と筋肉です。これらがどのように連動し、運動をかなえているのか、そのしくみを見てみましょう。

監修　坂井建雄（順天堂大学特任教授）

※器官……からだを構成する部品。決まったかたちと機能をもち、いくつかの組織が集まってできている。

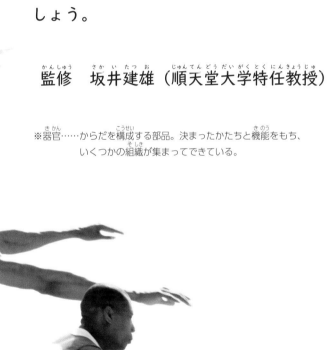

動くための器官と運動のしくみ

人がからだのどの器官を使い、どのように働かせているか、
運動のしくみを探ってみよう。

人体マンガ

「骨と筋肉どっちも大切」編

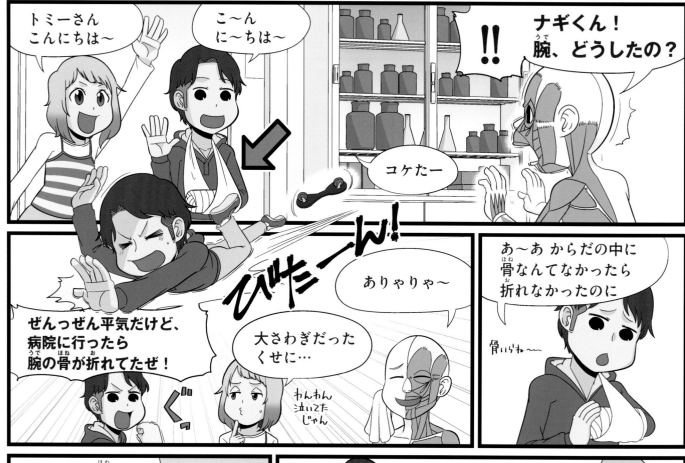

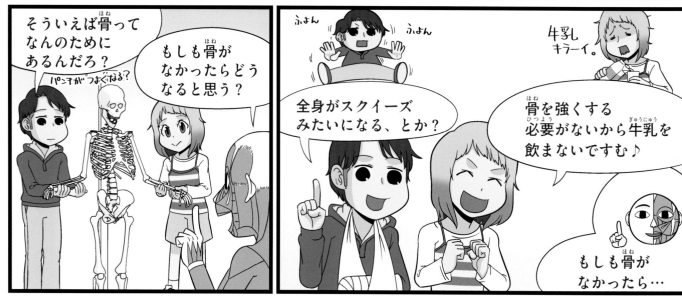

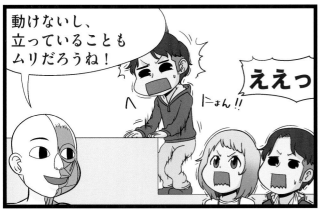

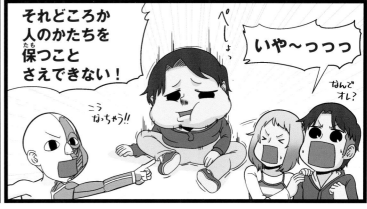

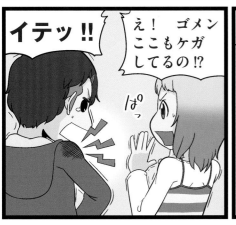

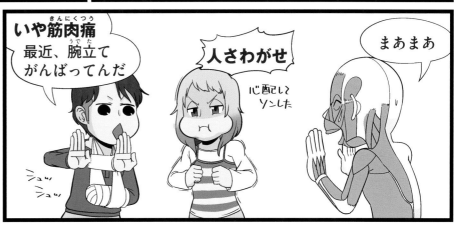

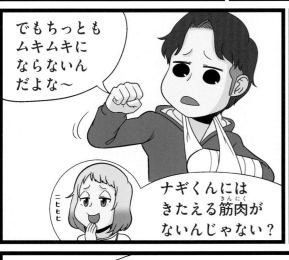

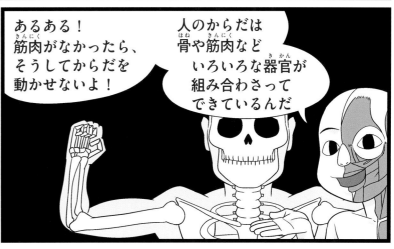

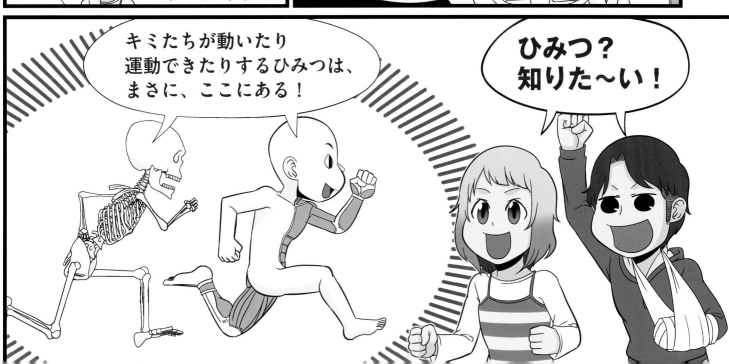

Q 腕やあしをさわると、内側にかたい部分があるけど何かな？

A

それは骨というんだよ。

骨は、からだを動かすときに働く器官のひとつです。カルシウムなどでできていて（→ p26）、とてもかたいです。そして、たくさんの骨が組み合わさったつくりを「骨格」といいます。骨格はいわば、からだの枠組みです。人の姿を保ち、全身を支えて臓器を守っています。人の骨格は大小およそ200個もの骨が、ある場所では動けるゆとりをもってつながり、またある場所では、がっちりとくっついています。

骨と骨はどうやってつながっているの？

曲げたりのばしたりできる骨のつなぎ目を「関節」といいます。関節は、骨どうしがずれないように、ひものような器官「靭帯」でつながっています。

頭蓋骨
15種類23個の骨が結合している。

上腕骨

鎖骨

胸骨
鎖骨、肋骨とつながり、かごのようなかたちで臓器を守る。

大腿骨

膝蓋骨

腓骨

COLUMN

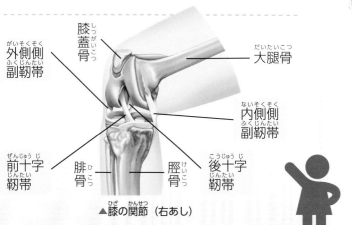

膝蓋骨
外側側副靭帯
大腿骨
内側側副靭帯
前十字靭帯
腓骨
脛骨
後十字靭帯

▲膝の関節（右あし）

てのひらと指の部分。てのひらのつけ根あたりの骨（手根骨）は、8個の骨が組み合わさってできている。

手骨（しゅこつ）

指骨（しこつ）
中手骨（ちゅうしゅこつ）
手根骨（しゅこんこつ）
橈骨（とうこつ）
尺骨（しゃっこつ）

人の全身骨格（ぜんしんこっかく）

さまざまなかたちや大きさ、太さの骨がある。およそ 200 個が人ひとりの枠組（わくぐ）みだ。

骨格（こっかく）は 2 つに分けられる

体幹（たいかん）
からだの中心となる部分。頭、首（むね）、胸、背骨（せぼね）、骨盤（こつばん）。

体肢（たいし）
体幹（たいかん）から左右につき出た部分。つまり手足のこと。

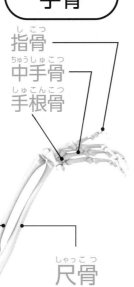

骨盤（こつばん）

寛骨（かんこつ）
仙骨（せんこつ）
尾骨（びこつ）

体幹（たいかん）の底（そこ）。内臓（ないぞう）を支（ささ）えている。

脛骨（けいこつ）

全身を構成（こうせい）する骨格（こっかく）の数はわずかに個人差（こじんさ）があるんだ！

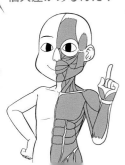

肩甲骨（けんこうこつ）

肋骨（ろっこつ）

いわゆる「あばら骨（ぼね）」。12 対（つい）のうち、上から 10 対（つい）までは胸骨（きょうこつ）とつながっている。

脊柱（せきちゅう）

頸椎（けいつい）（7 個（こ））
胸椎（きょうつい）（12個（こ））
腰椎（ようつい）（5 個（こ））
脊椎（せきつい）
仙骨（せんこつ）
尾骨（びこつ）

からだをつらぬく柱のような骨格（こっかく）。24 個の脊椎（せきつい）と仙骨（せんこつ）と尾骨（びこつ）、あわせて 26 個の骨でできている。

足骨（そくこつ）

足根骨（そくこんこつ）
中足骨（ちゅうそくこつ）
趾骨（しこつ）

足首から先の部分（ぶぶん）。足根骨（そくこんこつ）は、かかとの骨（踵骨（しょうこつ））など、4 個の骨が組み合わさってできている。

Q からだをさわったとき、力を入れるとかたくなる部分は何かな？

A

筋肉（きんにく）という器官（きかん）だよ。

筋肉（きんにく）も骨格（こっかく）と同じく、からだを動かす器官（きかん）です。骨（ほね）を引っぱって曲げのばしさせることで、からだを動かしています（→p16）。そのように骨（ほね）を動かす筋肉（きんにく）を「骨格筋（こっかくきん）」といいます。骨格筋は全身でおよそ200種類（しゅるい）、数でいうと600個（こ）ほどあり、それらが2〜3層（そう）に重なってからだをおおっています。筋肉（きんにく）の量（りょう）は男性（だんせい）のほうが多いのですが、種類（るい）や質（しつ）に男女差（さ）はないといわれています。胸（むね）の外見が男女でちがうのは、乳房（にゅうぼう）（ちぶさ）は筋肉（きんにく）でなく脂肪（しぼう）でできているからです。

骨格筋（こっかくきん）は、かたちや位置（いち）、作用によって名づけられている！たとえば筋肉（きんにく）の一端（いったん）が2つに分かれているものを二頭筋（にとうきん）、3つだと三頭筋（さんとうきん）というんだって！

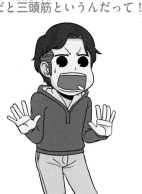

全身のおもな骨格筋（こっかくきん）

骨格筋（こっかくきん）にはからだを支（ささ）え、動かす役割（やくわり）がある。

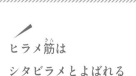

ヒラメ筋（きん）は
シタビラメとよばれる
魚のかたちなんだって！

ヒラメ筋（きん）
腓腹筋（ひふくきん）の下の層（そう）にある。

胸鎖乳突筋（きょうさにゅうとつきん）

三角筋（さんかくきん）

前頭筋（ぜんとうきん）

上腕二頭筋（じょうわんにとうきん）
上腕二頭筋（じょうわんにとうきん）は肘（ひじ）を曲げる筋肉（きんにく）、上腕三頭筋（じょうわんさんとうきん）は肘（ひじ）をのばす筋肉（きんにく）。

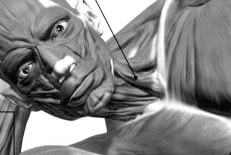

上腕三頭筋（じょうわんさんとうきん）

大胸筋（だいきょうきん）

前鋸筋（ぜんきょきん）

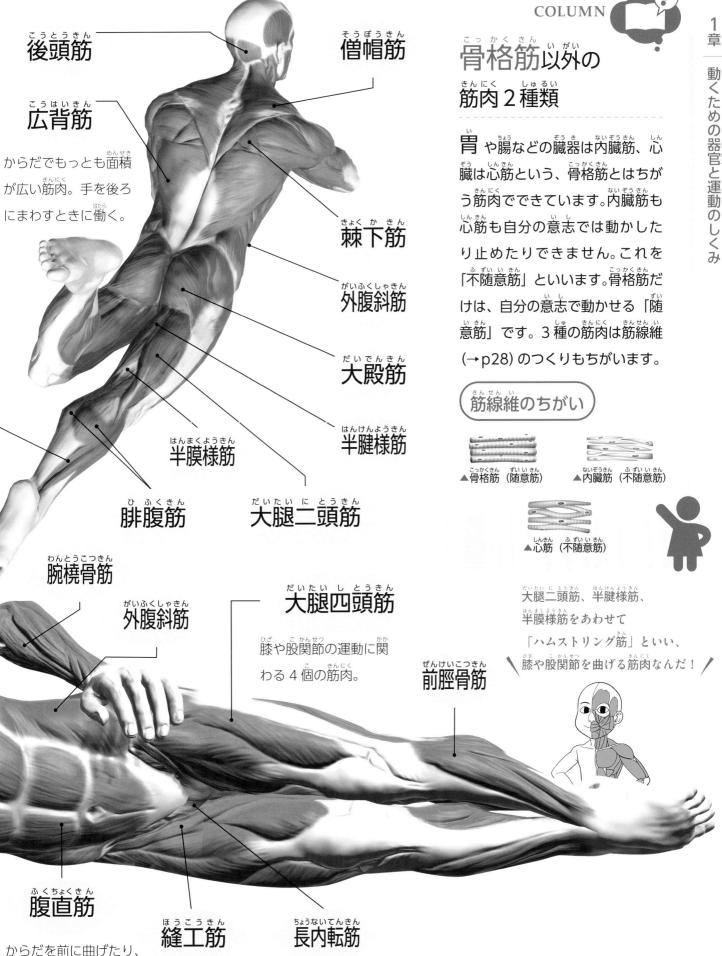

後頭筋
こうとうきん

僧帽筋
そうぼうきん

広背筋
こうはいきん

からだでもっとも面積
が広い筋肉。手を後ろ
にまわすときに働く。

棘下筋
きょくかきん

外腹斜筋
がいふくしゃきん

大殿筋
だいでんきん

半膜様筋
はんまくようきん

半腱様筋
はんけんようきん

腓腹筋
ひふくきん

大腿二頭筋
だいたいにとうきん

腕橈骨筋
わんとうこつきん

外腹斜筋
がいふくしゃきん

大腿四頭筋
だいたいしとうきん

膝や股関節の運動に関
わる4個の筋肉。

前脛骨筋
ぜんけいこつきん

腹直筋
ふくちょくきん

からだを前に曲げたり、
いきむときに働く。

縫工筋
ほうこうきん

長内転筋
ちょうないてんきん

COLUMN

骨格筋以外の
こっかくきん　いがい

筋肉2種類
きんにく　しゅるい

胃や腸などの臓器は内臓筋、心
い　ちょう　ぞうき　ないぞうきん　しん
臓は心筋という、骨格筋とはちが
ぞう　しんきん　こっかくきん
う筋肉でできています。内臓筋も
きんにく　ないぞうきん
心筋も自分の意志では動かした
しんきん　じぶん　いし　うご
り止めたりできません。これを
と
「不随意筋」といいます。骨格筋だ
ふずいいきん　こっかくきん
けは、自分の意志で動かせる「随
じぶん　いし　うご　ずい
意筋」です。3種の筋肉は筋線維
いきん　しゅ　きんにく　きんせんい
(→p28) のつくりもちがいます。

筋線維のちがい
きんせんい

▲骨格筋 (随意筋)
こっかくきん　ずいいきん

▲内臓筋 (不随意筋)
ないぞうきん　ふずいいきん

▲心筋 (不随意筋)
しんきん　ふずいいきん

大腿二頭筋、半腱様筋、
だいたいにとうきん　はんけんようきん
半膜様筋をあわせて
はんまくようきん
「ハムストリング筋」といい、
きん
膝や股関節を曲げる筋肉なんだ!
ひざ　こかんせつ　ま　きんにく

Q 子どもとおとなでは骨や筋肉にちがうところはあるの？

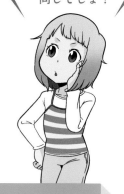

まさか！
同じでしょ？

A

子どもとおとなでは骨の数も筋肉量もちがうよ。

子どもの背がのびたり、思春期にたくましいからだつきになったりするのは、骨や筋肉が成長するからです。骨がのびていくと、そのサイズにあわせて筋肉も成長します。体重にしめる筋肉の量の割合は、子どもはおとなよりも低く、思春期あたりからぐんと高まります。また、骨の成長では、サイズだけでなく数もかわります。別々の骨だったものが、くっついて1つの骨になったり、一部の軟骨（→p27）がかたい骨にかわったりするからです。

子どもとおとなのつくり

これから成長する人と成長が終わった人の骨と筋肉をくらべてみよう。

子ども

骨の数
年齢によって数はかわるが、赤ちゃんのころは300〜350個といわれている。

筋肉
筋肉の量の割合は、生まれたての赤ちゃんの場合で体重の20〜25％といわれている。

肋軟骨
肋骨と胸骨（→p8）は、肋軟骨という弾力のある組織がつないでいる。肋軟骨の面積はおとなよりも広い。

赤ちゃんの頭蓋骨

生まれたばかりの赤ちゃんの頭蓋骨は、骨と骨のつなぎ目がはなれていて、つなぎ目には、やわらかい膜がある。特にひらいたつなぎ目が2か所あり、そっとふれるとやわらかい。

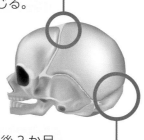

「大泉門」。生後3年くらいのうちに閉じる。

「小泉門」。生後3か月ほどで閉じる。

手のちがい

レントゲン写真だと、子どもの手は指の骨と骨のあいだにすきまが多く、てのひらのつけ根あたりもスカスカに見える。実際には軟骨があり、成長するとかたい骨にかわるので、レントゲンにもうつるようになる。

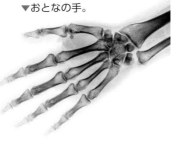
▼おとなの手。

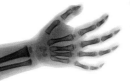
▼子ども（3歳）の手。

レントゲン写真でわかる顎の骨のちがい

子どもの顎の骨には、上にも下にも歯がつまっています。乳歯の次に生える永久歯が待機しているためです。子どもとおとなの顎の骨には、成長する準備をするためのちがいもあるのです。

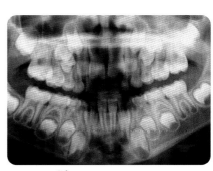
▲子どもの顎。

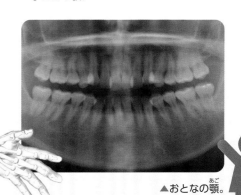
▲おとなの顎。

おとな

骨の数

おとなの骨の数は、全身でおよそ200個だが、個人でちがいがある。

筋肉

男女のちがい、個人のちがいはあるが、おとなの筋肉の量は、体重の40％くらいといわれている。

寛骨

骨盤の一部である寛骨は、子どものころは坐骨、腸骨、恥骨という3個の骨に分かれている。おとなになるころに結合して寛骨になる。

足骨

3歳くらいまでは、あし首から先の骨のほとんどが軟骨。分厚い脂肪（→p44）で守られている。少しずつかたい骨にかわり、おとなと同じ骨がそろうのは18歳ころ。

肋軟骨

年齢が上がるにつれて、肋軟骨の一部は、かたい骨にかわってしまう。

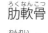

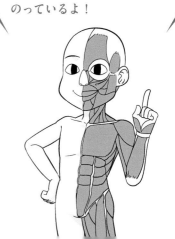

骨と歯は、成分もかたさも似ているけど、別の器官だよ。歯のことは3巻にくわしくのっているよ！

Q 筋肉と骨はどのようにくっついているの？

A 筋肉の両端がそれぞれ骨にくっついているよ。

1個の骨格筋の両端は、しだいに細く、かたくなって「腱」とよばれます。筋肉が骨にくっついているのは、この腱の部分です。1個の骨格筋は、必ず1個以上の関節をまたぎ、両端はそれぞれ別の骨にくっついています。腱の役割は、筋肉が縮む力（→p16）を骨に伝えることです。

関節のつくり

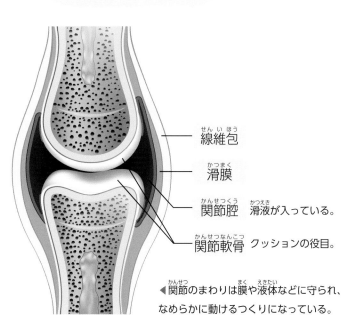

- 線維包
- 滑膜
- 関節腔　滑液が入っている。
- 関節軟骨　クッションの役目。

◀関節のまわりは膜や液体などに守られ、なめらかに動けるつくりになっている。

骨格筋と骨のつき方

骨格筋は関節をまたいで骨と骨をつないでいる。骨にくっついているのは腱の部分だ。

腱
かたい、すじ状の部位。のび縮みはしないが、わずかに弾力がある。

骨

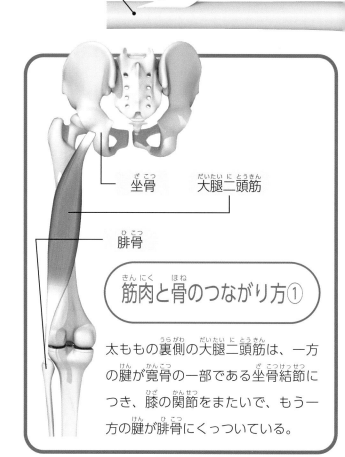

- 坐骨
- 大腿二頭筋
- 腓骨

筋肉と骨のつながり方①

太ももの裏側の大腿二頭筋は、一方の腱が寛骨の一部である坐骨結節につき、膝の関節をまたいで、もう一方の腱が腓骨にくっついている。

筋肉

このかたちは、もっとも基本的なもので、骨格筋にはほかにもさまざまなかたちがある。

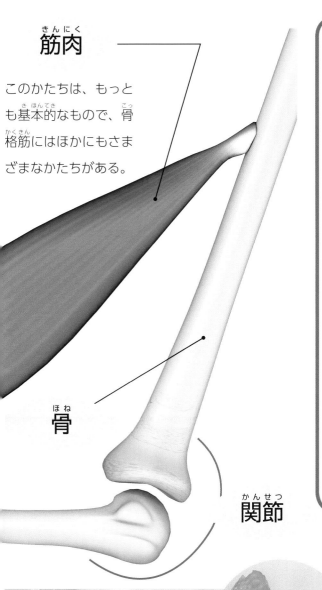

骨

関節

筋肉と骨のつながり方②

上腕骨

橈骨

浅指屈筋

指骨

浅指屈筋の腱は、一方は上腕骨と橈骨につく。もう一方の腱は4本に分かれ、手首やてのひら、親指以外の指の関節あわせて6個をまたぎ、それぞれ指骨にくっついている。

骨と筋肉の面と面がべったりとくっついていると思ってたけどちがうんだね！

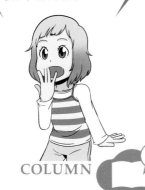

COLUMN

筋肉

関節　　腱

ニワトリの腱

鶏肉の手羽の皮をていねいにひらくと、筋肉の端が細くなって白っぽい腱になっているようすや、腱が関節をまたいで骨についているようすを観察できる。

腱のけが「アキレス腱断裂」

アキレス腱は、かかとの骨に付着している太い腱で、からだの中でいちばん長く丈夫です。アキレス腱断裂は、ふくらはぎの筋肉が急激に縮んだり、のばされたりする変化についていけずに切れてしまうけがです。完全に切れる瞬間は、ブツッと音がしたり、たたかれたような衝撃を感じます。

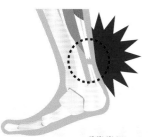
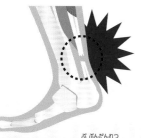

▲完全断裂。一部が切れることは部分断裂という。

Q 腕やあしを曲げると、どうしてぎゅっとかたくなるの？

A

かたくなるのは
筋肉が縮んだからだよ。

骨格筋を構成している筋線維（→ p28）は、元の長さから縮むつくりになっています。この“縮む”という性質こそが、筋肉が運動をかなえるひみつです。骨格筋の端である腱は、骨にくっついているので、筋肉が縮むと、縮んだ分だけ骨を引っぱり、関節を動かします。そのとき、縮んで短くなった筋線維は、太くなって盛り上がり、構造のゆとりがなくなるためかたくなります。また、骨格筋は骨をはさんで向かい合うものがペアとなり、協力して働きます。どちらか一方が縮むともう一方がゆるむ関係です。

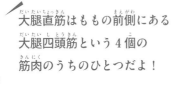

大腿直筋はももの前側にある大腿四頭筋という４個の筋肉のうちのひとつだよ！

腕やあしをさわりながら曲げのばしすると、筋肉が縮んだりゆるんだりするのがわかるよ！

筋肉が縮んで関節を動かす

「ハムストリング筋」と大腿四頭筋のひとつ「大腿直筋」が股関節の運動を起こす。

ももを後ろに引いたとき

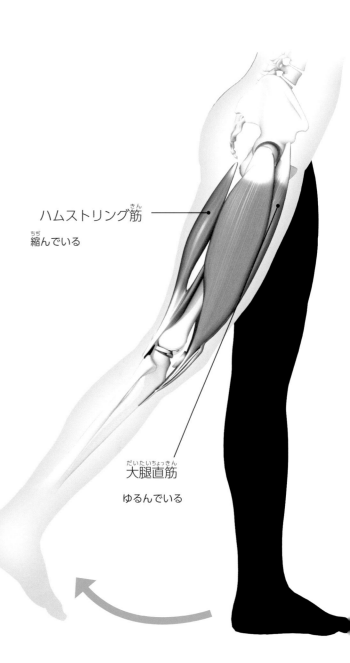

ハムストリング筋
縮んでいる

大腿直筋
ゆるんでいる

立っているとき

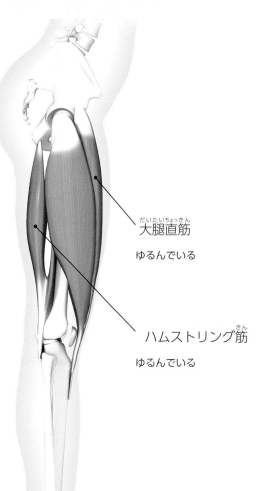

大腿直筋
（だいたいちょっきん）
ゆるんでいる

ハムストリング筋（きん）
ゆるんでいる

ももを上げたとき

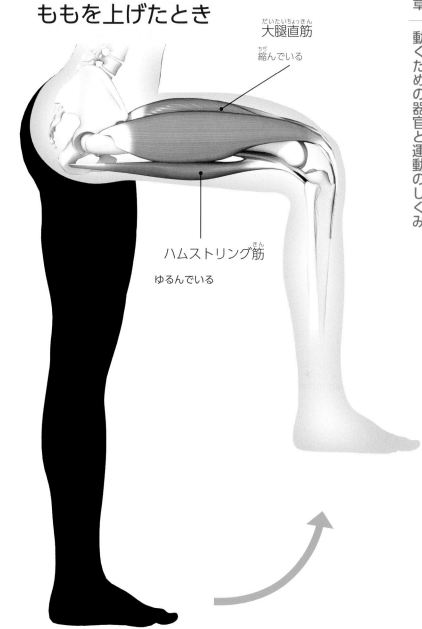

大腿直筋
（だいたいちょっきん）
縮んでいる（ちぢ）

ハムストリング筋（きん）
ゆるんでいる

主動筋と拮抗筋
（しゅどうきん　きっこうきん）

一方が縮み、もう一方がゆるむ関（ちぢ）（かん）係の筋肉は、組み合わせが決まっ（きんにく）ている。協力して働くペアの筋肉（きょうりょく）（はたら）（きんにく）のうち、縮むことで動きの中心と（ちぢ）なる筋肉を「主動筋」、そのとき、（きんにく）（しゅどうきん）ゆるんでいる筋肉を「拮抗筋」と（きんにく）（きっこうきん）よぶ。ペアの例を見てみよう。（れい）

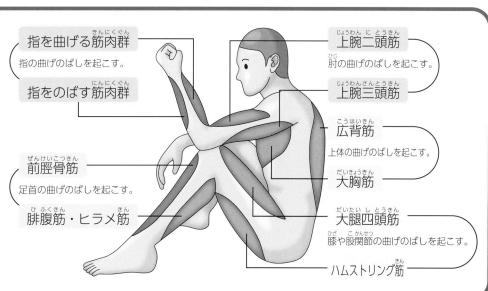

指を曲げる筋肉群（きんにくぐん）
指の曲げのばしを起こす。

指をのばす筋肉群（きんにくぐん）

前脛骨筋（ぜんけいこつきん）
足首の曲げのばしを起こす。

腓腹筋・ヒラメ筋（ひふくきん）（きん）

上腕二頭筋（じょうわんにとうきん）
肘の曲げのばしを起こす。（ひじ）

上腕三頭筋（じょうわんさんとうきん）

広背筋（こうはいきん）
上体の曲げのばしを起こす。

大胸筋（だいきょうきん）

大腿四頭筋（だいたいしとうきん）
膝や股関節の曲げのばしを起こす。（ひざ）（こかんせつ）

ハムストリング筋（きん）

Q 関節が変な方向に曲がると どうして痛いの？

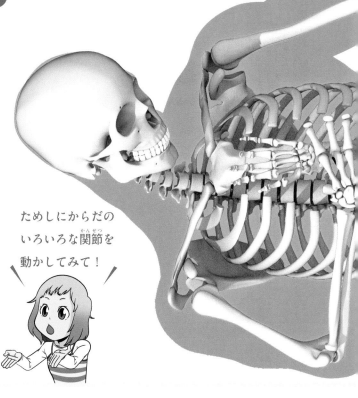

A 関節ができる動きの 範囲を超えるからだよ。

骨と骨のつなぎ目であり、さまざまな運動をかなえる関節は、おもに体肢（→ p9）にあります。ほとんどの関節は、向かい合った骨の一方が出っぱり、もう一方がへこんだかたちで、かみ合うつくりになっています。関節のつながり方は6タイプあり、それぞれその関節ができる動きは決まっています。無理な動きをさせようとしたり、動ける範囲を超えようとすると、関節のピンチを知らせる"痛み"が発動するのです。

ためしにからだのいろいろな関節を動かしてみて！

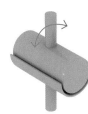

関節のつながり方6タイプ

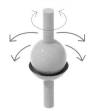

球関節

おわんにボールがはまったようなかたちの関節。前後左右に動くほか、回転やひねる動き（回旋）などいろいろな運動ができる。肩や股関節がこのタイプ。

だ円関節

球関節と似ているが、こちらはだ円形の関節。前後左右に動くが、だ円形なので回転運動はできない。手首や顎の関節はこのタイプ。

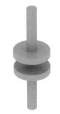

平面関節

出っぱりとへこみの関係ではなく、どちらも平面。少しずれるくらいの動きしかできない。背骨（脊椎）は、車軸関節である「環軸関節」以外がこのタイプでつながる。

蝶番関節

ドアのジョイントのような関係で1方向にだけ動く関節。おもに曲げのばし運動（屈曲・伸展→ p20）を行う関節。肘や膝などがこのタイプ。

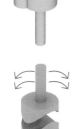

肘をそっちに
曲げると
痛いよ〜

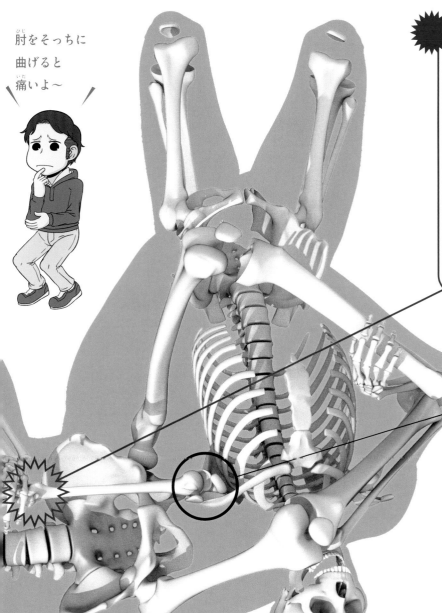

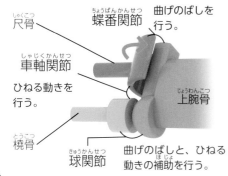

3本の骨がつながった肘は、腕の曲げのばしを行う関節と、腕をひねるための関節が組み合わさってできています。この関節技は、蝶番関節が動ける向きの逆方向に力をかけています。

尺骨

蝶番関節　曲げのばしを行う。

車軸関節　ひねる動きを行う。

上腕骨

橈骨

球関節

きゅうかんせつ　曲げのばしと、ひねる動きの補助を行う。

肩

肘への技がキまるとき、「球関節」である肩は、おさえられて動かせない状態になっている。無理に動かそうとすると、脱臼することがある。

COLUMN

関節のけが「脱臼」

出っぱりとへこみがかみ合っている関節が、何かの拍子にはずれたり、ずれたりするけがを脱臼といいます。靭帯や腱など関節まわりの器官もいっしょにダメージを負います。骨そのものは痛みを感じない器官ですが、まわりの器官は痛みを感じます。

車軸関節

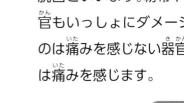

骨の軸である車軸と軸受けがかみ合うつくりの関節。回転運動しかできない。肘の関節や、背骨（脊椎）のうち、首のいちばん上の骨と二番目の骨をつなぐ「環軸関節」が代表的な例。

鞍関節

かみ合う関節が、どちらも馬につける鞍のようなかたちをしていて、前後左右に動く関節。親指のつけ根の関節がこのタイプの代表。

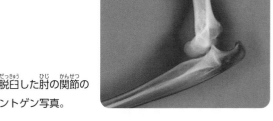

▶脱臼した肘の関節のレントゲン写真。

Q 腕やあしなどの関節の運動には どのような種類があるの？

A 曲げる、のばす、ひねる などがあるよ。専門的な 名前もついているよ。

あらゆる運動は、関節を動かすことで行われています。そして、各関節ができる運動は決まっています。関節をどのように動かしているかがポイントで、それぞれの運動には名前もついています。

おどる人の動きを分解

全身の各関節は、図のようにさまざまな運動を行っている。部位によっては特別な名前がついた運動もある。

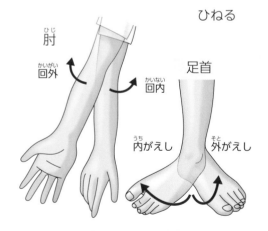

屈曲・回内

背屈・尺屈

背屈は手首を甲のほうに返す運動。尺屈は手首を小指のほうに曲げる運動。

外転・内転

屈曲

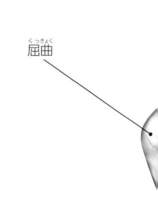

屈曲

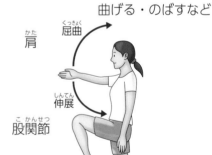

曲げる・のばすなど

肩
屈曲
伸展

股関節
屈曲
伸展

屈曲・伸展

関節を曲げて骨どうしがつくる角度を小さくする運動を屈曲、関節をのばして骨どうしがつくる角度を180度に近づける運動を伸展という。

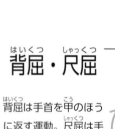

ひねる

肘
回外
回内

足首

内がえし　外がえし

回外・回内、外がえし・内がえし

回外・回内は肘などの回転運動。外がえし・内がえしは足首だけに用いる回転運動の名前。内側あるいは外側にひねる（ねじる）動きだ。

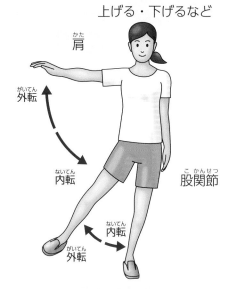

上げる・下げるなど

肩

外転

内転

股関節

外転

内転

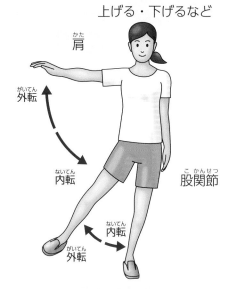

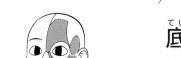

回旋

顔を横に向ける
回転運動。

外転

回外

背屈・撓屈

背屈は手首を甲のほう
に返す運動。撓屈は手
首を親指のほうに曲げ
る運動。

外転・内転

自然に立った姿勢から、からだの横
で行う、腕とあしの運動。外転は体
幹から遠ざける運動、内転は近づけ
る運動。

側屈・回旋

側屈は上体を横に曲げ
る運動。回旋は腰をひ
ねる運動。

伸展

ひらく・閉じるなど

股関節

肩

外旋

内旋

内旋

外旋

それぞれの運動で示した
肩、膝といった部位は一例で、
多くの運動は、例のほかにも
その動きができる関節がある！

底屈

つま先を下げて足首を
のばす運動（逆の運動
は背屈）。

外旋・内旋

外旋は前にあるものを横へ、または横にあるもの
を後ろへ向ける回転運動。内旋は前にあるものを
内側へ、横にあるものを前へ向けるなどの回転運動。

21

Q 人はなぜ複雑な 動きができるの？

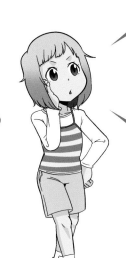

わたしたちって 無意識に複雑な 動きをしているんだね

ふみ切ってジャンプ！

その瞬間の動きを分解して、おもに働いている筋肉を見てみよう。

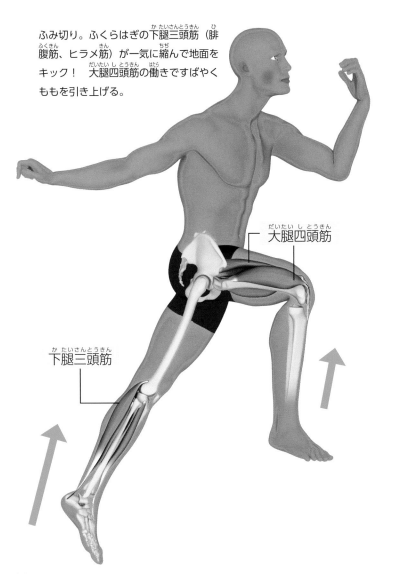

ふみ切り。ふくらはぎの下腿三頭筋（腓腹筋、ヒラメ筋）が一気に縮んで地面をキック！　大腿四頭筋の働きですばやくももを引き上げる。

大腿四頭筋

下腿三頭筋

大胸筋

肩関節

大胸筋や広背筋の作用で肩関節が動き、腕が後ろから前に大きくまわる。同時に股関節まわりの大殿筋や膝の関節をまたぐ大腿四頭筋などが働き、あしが大きく前後に開く。

大殿筋

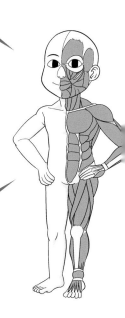

ここで取り上げている 筋肉や関節は 代表的なものね！ 関係なさそうな部位の 筋肉や関節もじつは 連動していたりするよ

A

骨格筋と関節の運動が
全身のさまざまな部位で
いっせいに行われるから！

人はスポーツをするとき、走りながら投げたり、ジャンプしながら回転するなど、さまざまな運動を同時に行っています。生活の中でも、手をふりながら歩くなど、いくつもの運動をじつは同時に行っています。どんなに複雑な動きでも、骨格筋が骨を引っぱり、関節を動かすしくみ（→p16）はかわりません。関節の運動（→p14）が全身でいっせいに行われ、組み合わされることによって、複雑な動きができるのです。

背中側の深い層、浅い層にあるたくさんの小さい筋肉群が、脊椎を伸展させる。それと同時に横腹の外腹斜筋や前面の腹直筋も体幹の運動を起こす。

腹直筋

外腹斜筋

上腕三頭筋

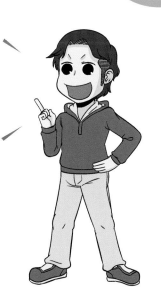

歩くとき、膝を屈曲させて
肩を外転させつつ
股関節を伸展させて……
なんて考えないもんね！

股関節をまたぐ骨盤まわりの深い層にある腸腰筋（大腰筋、腸骨筋）がももをふり上げて折りたたむ。同時に上腕三頭筋が、腕を前にのばす。

骨盤まわりの深層筋群の腸腰筋

23

Q 体育やスポーツの前に ストレッチをすると 何がいいのかな？

A 動作の自由度が 高まるよ。

ストレッチは筋肉や腱をやわらかくするために行うものです。それらがやわらかくなればのびがよくなり、そのぶん関節の動く範囲が広がるため、けがを防ぎ、動作の自由度が高まります。スポーツの前に行う体操やストレッチを「ウォーミングアップ」といいます。体温を上げて筋肉や腱をやわらかくし、心肺機能を準備する役目があります。それに対してスポーツ後に行うものは「クールダウン」といい、使った器官の手入れのようなものです。軽く動き、ストレッチを行うことで血のめぐりがある程度保たれ、筋肉の疲れが回復しやすくなります。

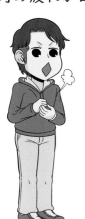

アップもダウンも
どっちも大切なんだな！

ウォーミングアップ

ゆっくり走ったり歩いたりしたあと、静かにのばして止める「静的ストレッチ」を行う。次にはずみをつけて軽く動く「動的ストレッチ」を行う。

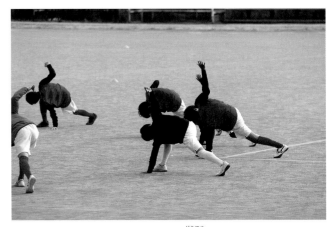

▲上半身と下半身をひねりながら歩く動的ストレッチ。

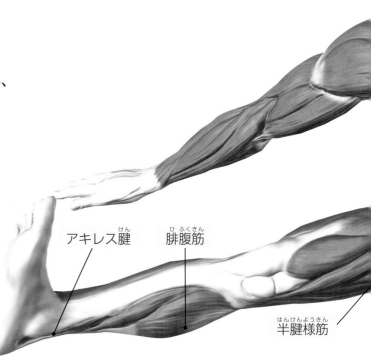

アキレス腱　　腓腹筋

半腱様筋

クールダウン

ゆっくり走ったり歩いたりしたあとに「静的ストレッチ」を行い、使いたおしてかたくなった筋肉や腱のやわらかさを取りもどす。

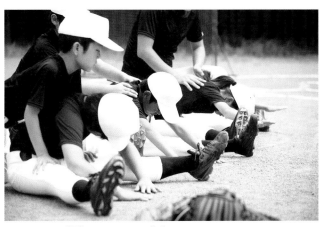

▲ペアで行う静的ストレッチ。無理にのばしすぎないこと。

静的ストレッチの基本

正しくのばして筋肉や腱をほぐそう。

息を止めずにリラックスして行う。はずみをつけずに静かにのばし、気持ちよさを感じるところでストップ。10〜20秒のばす。この姿勢は下半身に効くストレッチ。おもに図に示した筋肉や腱をのばし、関節の動く範囲を広げるのに役立つ。

股関節

距腿関節

大内転筋

成長期やスポーツマンのけが

け がには、一度の強い衝撃で負う急なけがのほか、くり返し同じ動作を行うことで特定の部位がきずつく「障害」があります。成長期には、のびたての骨や、まだ強くなりきっていない筋肉や腱がきずつきやすいので、痛みを感じたら休むことが大切です。

成長期ならではの痛み

成長した骨端軟骨が、かたい骨にかわるあいだにダメージを負う「骨端線障害」や、骨の成長に靭帯や筋肉、腱が追いつかず、軟骨を引っぱって変形させてしまう膝の障害「オスグッド病」などがある。

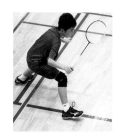

▲痛みは放っておかずにはやめに手を打つ。

スポーツ障害

疲れが回復しないまま練習を重ねることで生じる障害も多い。すねの内側の骨膜（→ p26）の炎症「シンスプリント」、靭帯や腱の炎症「アキレス腱炎」、「ジャンパー膝」、「テニス肘」など。「疲労骨折」もそのひとつ。

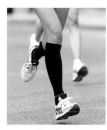

▲けが防止にはシューズ選びも大切。

Q 骨と筋肉の中身は どんなふうになっているの？

A さまざまな組織が集まり、骨や筋肉を形成しているんだ。

骨はおもにカルシウムとよばれる物質でできていますが、ただのカルシウムのかたまりではありません。軽くて丈夫であるようなつくりになっています。そして、筋肉はおもにタンパク質でできています。筋肉も１個のかたまりのようですが、じつは糸のような細い線維が束になってできています。また、骨と筋肉には運動以外にも大切な役割がいくつもあります。

骨と筋肉の断面図

内部を見ていくと、ただの棒や肉のかたまりではないことがわかる。

骨端線

骨端軟骨（成長軟骨）のあと。

骨は生きている器官だから折れても自力で再生するんだよ

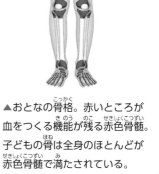

▲おとなの骨格。赤いところが血をつくる機能が残る赤色骨髄。子どもの骨は全身のほとんどが赤色骨髄で満たされている。

骨

外側はうすい「骨膜」に包まれている。

骨の役割

①からだを支える

②運動をかなえる

③臓器を守る

④カルシウムをたくわえる
体内にあるカルシウムのうち、約99％は骨がたくわえている。そして、どこかの器官でカルシウムが必要になったとき、血管に放出する。

⑤血をつくる
髄腔を満たす骨髄のうち、赤色骨髄とよばれるものには、血をつくり出す機能がある（→４巻）。

筋肉の役割

①姿勢を保つ
縮むことで骨の関節を安定させる。

②運動をかなえる

③臓器と骨を守る
骨がない腹部は筋肉が守っている。そして骨も筋肉のクッションに守られている。

④体温を保つ
からだが発する熱のうち、およそ40％が筋肉から発生しているといわれている。

⑤体液のめぐりを助ける
縮んだり、ゆるんだりすることで、血液やリンパ液（→4巻）をからだに流すポンプの役割をする。

外の層はかたくて密な「ち密質」。

内側はたくさんの穴があいた「海綿質」。

腱

筋線維（筋細胞）

筋線維束

フィラメント

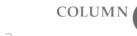

筋原線維

髄腔
空洞の部分。「骨髄」という液で満たされている。

骨格筋
外側はうすい「筋膜」に包まれている。

COLUMN

軟骨は骨ではないの？

軟骨は、骨格を構成するかたい骨とは見た目も成分も少しちがいます。軟骨はおもに糖の一種とタンパク質の複合体でできていて、かたいけれども弾力があり、力を加えると変形します。色は骨も軟骨も白ですが、軟骨の白は半透明です。

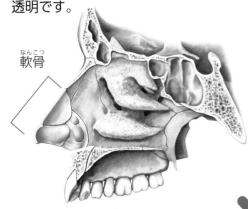

軟骨

▲鼻のほかには耳、関節の骨と骨とが接する面、肋骨と胸骨のつなぎ目なども軟骨。

Q 長距離走が得意な人と短距離走が得意な人では何がちがうの？

A

もしかしたら筋肉の
色味がちがう
……かもしれない。

骨格筋を形成している筋線維（→ p27）は、色味がちがう３タイプが混ざり合って１つの束になっています。白っぽい「速筋」、赤っぽい「遅筋」、そのあいだの「中間筋」です。束にどのタイプの線維が多いかで色味が決まり、特性もちがいます。自分が全体的にどの筋線維が多いのかは生まれつき決まっています。ただし、トレーニングによって速筋は中間筋に変化することがわかっています。長距離型、短距離型、どちらも苦手型……それを決めるのは筋線維だけではないはずですが、向き不向きはあるかもしれません。

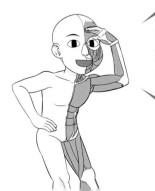

同じ人のからだにも
遅筋が多い部位と
速筋が多い部位がある！

筋線維で分ける筋肉の種類

筋線維の特性によって発揮する力は異なる。

速筋（白筋）

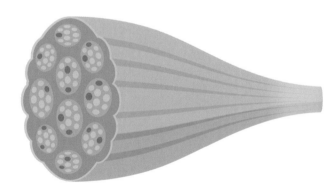

縮むスピードがはやく、瞬間的に大きな力を出せる。一方で、持久力にはとぼしい。

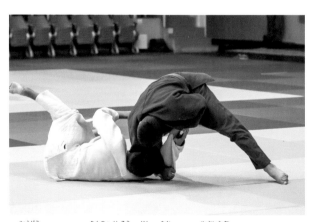

▲柔道。ほかには短距離走や走り高とび、重量挙げ、レスリングなど、一瞬で大きな力を出すスポーツに向いている。

骨や筋肉の
かわりをする道具

身に着けることで、骨や筋肉のかわりをしたり、アシストする道具も時代とともに進化してきました。手足の機能におきかわる義肢に加えて、備わっている機能をサポートする道具も、社会で使われるようになってきています。制作技術には３Ｄプリンターなどのさまざまなテクノロジーが活用されています。

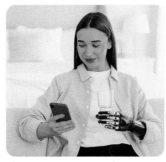

義手でコップを持つ。義肢は実物の手足のようにリアルなもの、機能に特化したものなど、さまざまなタイプがある。装着した体肢の筋肉の動きを電気信号にかえて動かすものもある。

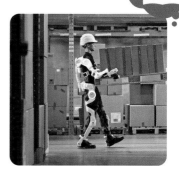

アシストスーツを装着して荷物を運ぶ。アシストスーツは電気モーターや人工筋肉などで筋力を補い、重たいものを持ち上げる作業を助ける。荷運びのほか、介護の仕事でも注目されている。

中間筋（ピンク筋）

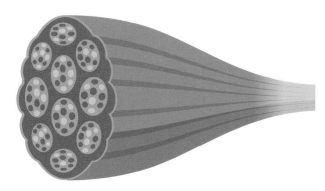

速筋の仲間だが、持久力もあるタイプ。瞬発力と持久力のバランスがよい。

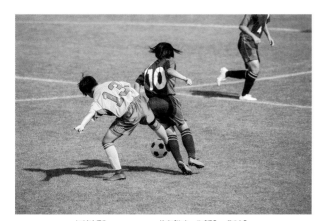

▲サッカー。瞬間的なパワーと持久力の両方が必要なボールスポーツやボルダリングなどにも向いている。

遅筋（赤筋）

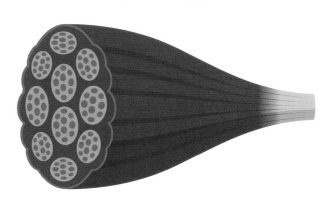

赤いのは鉄分の色で、持久力に長ける。トレーニングをしても遅筋が速筋に変化することはない。

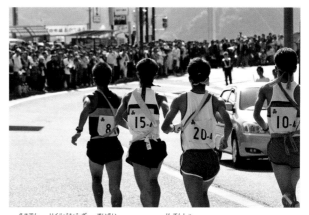

▲駅伝。陸上競技、水泳、スキー、自転車など、さまざまなスポーツの長距離種目に向いている。

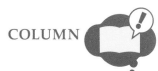

表情を動かす「顔面表情筋」のつくり

感情や思っていることがあらわれた顔つきを表情といいます。「顔面表情筋」は、まゆ毛や口元といった顔の部位を動かして表情をつくる骨格筋です。顔の浅い層にある、およそ20種類の筋肉で成り立っています。顔面表情筋は「皮筋」という、皮ふにはりついている筋肉です。縮んだり、ゆるんだりすることで皮ふを引っぱって顔面を動かしています。

表情と筋肉の動き

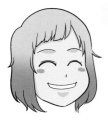 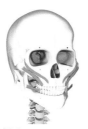

笑う

大頬骨筋と小頬骨筋が口角を引き上げて、笑筋が口を横に引いて広げる。

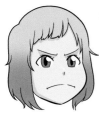 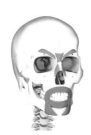

怒る

皺眉筋が眉を寄せて、鼻根筋が鼻のつけ根にしわを寄せ、口輪筋が口を結ぶ。口角下制筋が口角を下げる。

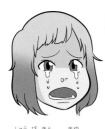 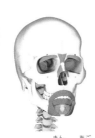

泣く

皺眉筋が眉を下げる。オトガイ筋が顎先にぎゅっとしわを寄せて、下唇下制筋が口をへの字にする。

ほかの骨格筋は骨を動かすけど表情筋が動かすのは皮ふなんだね！

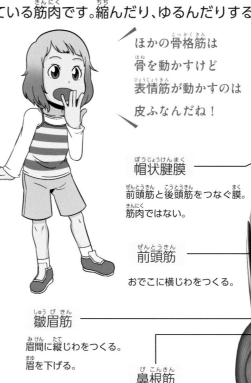

帽状腱膜
前頭筋と後頭筋をつなぐ膜。筋肉ではない。

前頭筋
おでこに横じわをつくる。

皺眉筋
眉間に縦じわをつくる。眉を下げる。

鼻根筋
眉間を動かす。

眼輪筋
まぶたを閉じたりひらいたりする。

鼻筋
鼻の穴を広げたりせまくしたりする。

上唇挙筋
上唇を上げる。

口輪筋
口を閉じたり、とがらせたりする。

下唇下制筋
口をへの字にする。

オトガイ筋
顎に力を入れて、顎先にしわを寄せる。

4つの「そしゃく筋」

頭蓋骨には、顔面表情筋のほかに、食べ物をかむための筋肉があります。咬筋、側頭筋、外側翼突筋、内側翼突筋は、頭蓋骨にあるただひとつの関節「顎関節」を動かす筋肉で、まとめて「そしゃく筋」ともよびます。

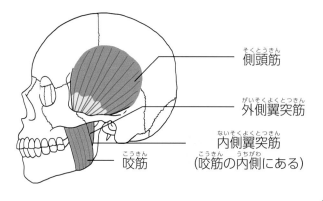

側頭筋

外側翼突筋

内側翼突筋
（咬筋の内側にある）

咬筋

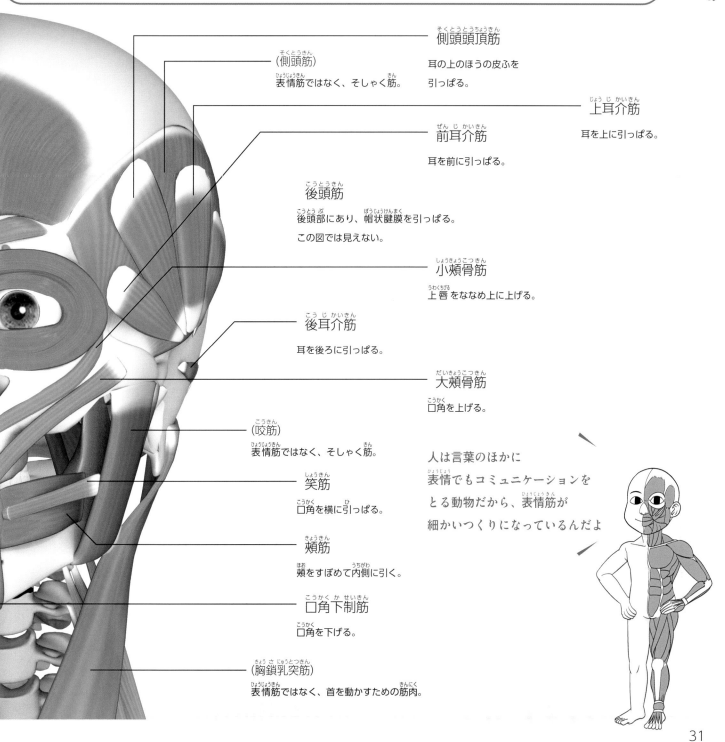

側頭頭頂筋

（側頭筋）
表情筋ではなく、そしゃく筋。

上耳介筋

耳を上に引っぱる。

前耳介筋

耳を前に引っぱる。

耳の上のほうの皮ふを引っぱる。

後頭筋
後頭部にあり、帽状腱膜を引っぱる。
この図では見えない。

小頬骨筋

上唇をななめ上に上げる。

後耳介筋

耳を後ろに引っぱる。

大頬骨筋

口角を上げる。

（咬筋）
表情筋ではなく、そしゃく筋。

笑筋

口角を横に引っぱる。

頬筋

頬をすぼめて内側に引く。

口角下制筋

口角を下げる。

（胸鎖乳突筋）
表情筋ではなく、首を動かすための筋肉。

人は言葉のほかに表情でもコミュニケーションをとる動物だから、表情筋が細かいつくりになっているんだよ

2章

動物の運動とからだのつくり

人体マンガ

いろいろな動物のからだや運動のしくみを見てみよう。
人とのちがいや同じところはどこだろう。

「動物のからだもすごい」編

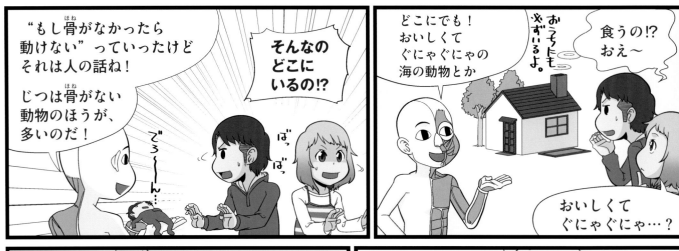

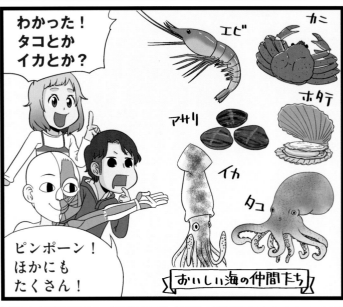

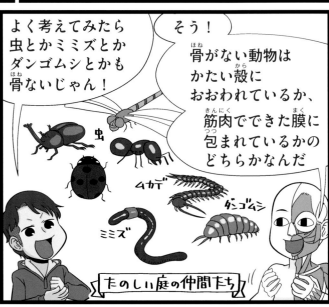

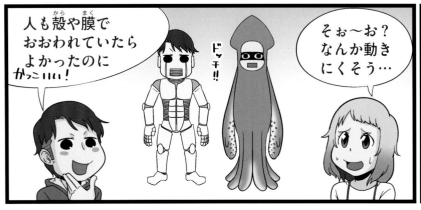

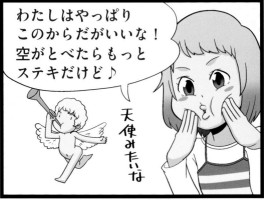

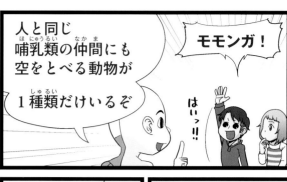

人と同じ
哺乳類（ほにゅうるい）の仲間（なかま）にも
空をとべる動物が
1種類（しゅるい）だけいるぞ

はいっ!!

モモンガ！

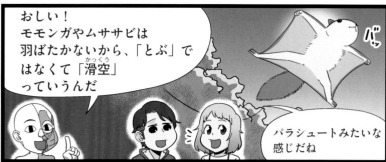

おしい！
モモンガやムササビは
羽ばたかないから、「とぶ」で
はなくて「滑空（かっくう）」
っていうんだ

バッ

パラシュートみたいな
感じだね

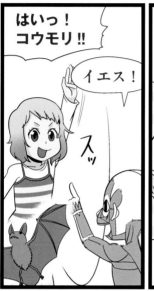

はいっ！
コウモリ‼

イエス！

スッ

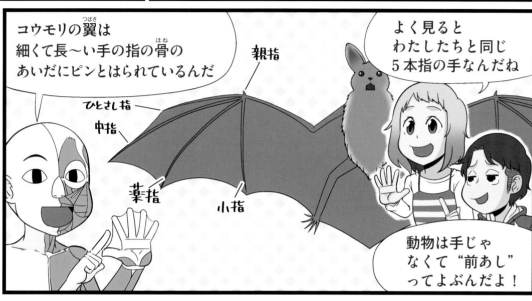

コウモリの翼（つばさ）は
細くて長〜い手の指（ほね）の
あいだにピンとはられているんだ

親指

ひとさし指

中指

薬指

小指

よく見ると
わたしたちと同じ
5本指の手なんだね

動物は手じゃ
なくて"前あし"
ってよぶんだよ！

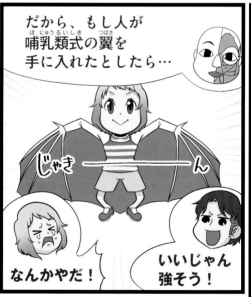

だから、もし人が
哺乳類式（ほにゅうるいしき）の翼（つばさ）を
手に入れたとしたら…

じゃき―――ん

なんかやだ！

いいじゃん
強そう！

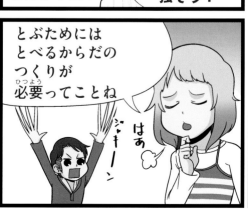

とぶためには
とべるからだの
つくりが
必要（ひつよう）ってことね

はぁ

ジャキーン

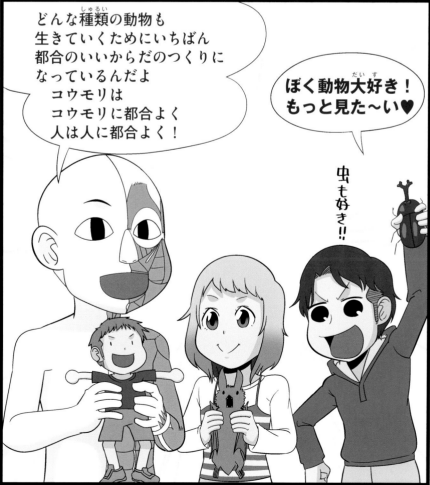

どんな種類（しゅるい）の動物も
生きていくためにいちばん
都合のいいからだのつくりに
なっているんだよ
コウモリは
コウモリに都合よく
人は人に都合よく！

ぼく動物大好（だいす）き！
もっと見た〜い♥

虫も好き‼

Q 動物も人と同じように筋肉が骨を動かして運動しているの？

A

動物の種類によってちがうよ。別のしくみで運動する動物のほうが多い。

動物は、大きく2グループに分けられます。脊椎（→p9）があるグループ「脊椎動物」と、ないグループ「無脊椎動物」です。脊椎動物はおよそ7万種、無脊椎動物はおよそ145万種が知られています。無脊椎動物は、

動物のからだのつくり

動物のからだは脊椎（背骨）があるかないかで2つに分類できる。

背骨だけでなく骨そのものをもっていません。無脊椎動物のうち、外側がかたい殻におおわれている動物は、その殻が骨のような役割を果たし、内側の筋肉と連動して運動を行っています。また、かたい殻をもたない無脊椎動物は、全身が筋肉の膜で包まれていて、からだをのび縮みさせたり、波打たせたりして運動します。

脊椎動物（背骨がある動物）

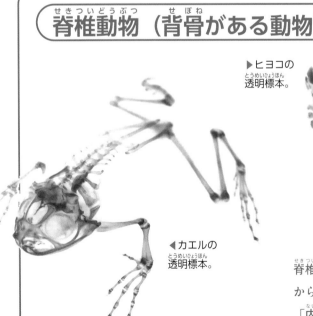

▶ヒヨコの透明標本。

◀カエルの透明標本。

脊椎動物の骨格はからだの内側にあるから「内骨格」、無脊椎動物のかたい殻は「外骨格」という

※骨格を観察するための透明標本は、薬品を用いて骨を紫色に、軟骨を青色に着色し、筋肉などのやわらかい組織を透明にしたもの。

魚類

メダカ、サケなど。

両生類

カエル、イモリなど。

は虫類

ヘビ、トカゲなど。

鳥類

ニワトリ、ツルなど。

哺乳類

ヒト、ネズミなど。

無脊椎動物（背骨がない動物）

▶甲殻類のダイオウグソクムシの透明標本。外骨格が紫色にそまっている。

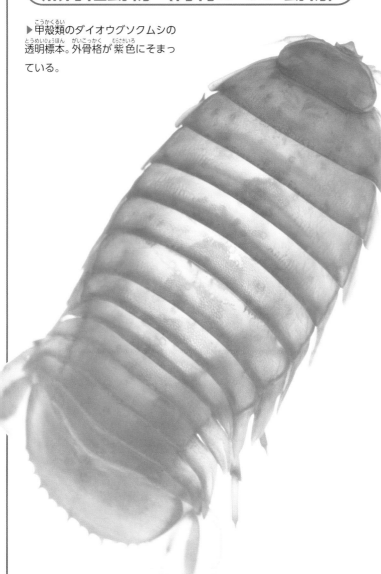

節足動物（かたい殻をもつ）グループ

アリ、ハチ、バッタなどの昆虫類。エビ、カニ、ダンゴムシなどの甲殻類。クモやサソリ、ダニなどのクモ類。ムカデやヤスデなどの多足類。

軟体動物（膜に包まれている）グループ

イカ、タコをあわせた頭足類。ウミウシ、カタツムリ、ナメクジなどの腹足類など。貝類もこの仲間。

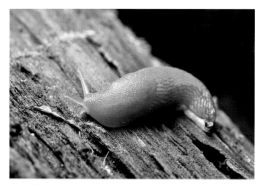

▲腹足類のナメクジ。

そのほかのグループ

ミミズやヒルなどの環形動物、クラゲやイソギンチャクなどの刺胞動物、ウニやヒトデなどの棘皮動物など、たくさんのグループがある。

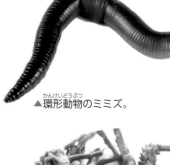

▲環形動物のミミズ。

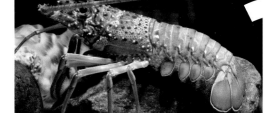

▶甲殻類のイセエビ。

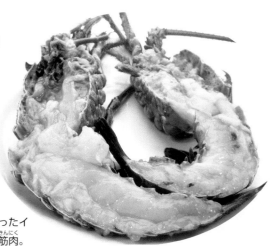

▶外骨格である殻を割ったイセエビ。食べる部分は筋肉。

さまざまな姿の哺乳類がいるけれど、骨格に共通点はあるの？

Q

A 基本的なつくりは、哺乳類共通だよ。

哺乳類はみな、頸椎→胸椎→腰椎→仙椎→尾椎とならんだ脊柱がからだをつらぬき、前あしが肩甲骨と鎖骨で体幹とつながっていて、後ろあしが骨盤に連結されている……といった基本的なつくりは同じです。特に頸椎は、ほとんどの哺乳類が7個で共通しています。ほかにも1個の下顎骨（顎の骨）が1個の関節で頭蓋骨に連結していることなど、共通点はたくさんありますが、骨のサイズや数、カーブなどの形状は種類によってさまざまです。特に発達している部位、退化している部位もちがいます。

哺乳類の骨格の共通点

姿や大きさ、種類はちがっても骨格を構成する要素やならび順の基本は同じ。

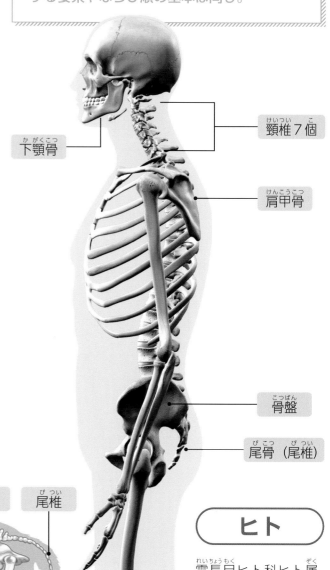

下顎骨

頸椎7個

肩甲骨

骨盤

尾骨（尾椎）

ヒト

霊長目ヒト科ヒト属。後ろあしだけで歩く二足歩行のため脊柱は地面と垂直になっている。

下顎骨

頸椎7個

骨盤

尾椎

肩甲骨

イヌ

食肉目イヌ科イヌ属。4本あしで歩く四足歩行の動物は、脊柱が地面と平行だ。

ヒトの尾骨はしっぽの名残

尾骨

尾骨を構成する尾椎の数は3〜5個と個人差があります。そして尾椎がくっついて1個の骨になったものが尾骨です。尾骨はヒトの祖先がもっていた、しっぽの名残です。

下顎骨

頸椎7個＋第一胸椎

キリン

偶蹄目キリン科キリン属。頸椎は7個。ただし7番目の頸椎の次にある第一胸椎が、首の動きに関わっている。キリンが長い首を下げて水を飲んだり、しなやかに大きくふったりできるのは、この第一胸椎が8番目の首の骨として、特別な働きをしているからだ。

肩甲骨

骨盤

尾椎

頸椎7個

骨盤

尾椎

下顎骨

肩甲骨

ゾウ

長鼻目ゾウ科。頸椎は7個だが、頸椎以外の脊椎の数はアフリカゾウ、アジアゾウなどの種によってちがう。

Q ちがう分類の動物で、働きが異なるのに起源が同じ器官はあるの？

A

ある！　その反対に働きはそっくりだけど起源がちがう器官もある。

脊椎動物は同じ祖先から進化しました。魚類から両生類に進化し、両生類からは虫類に進化し、哺乳類、鳥類へと進化したと考えられています。ですから、からだのつくりには、元は同じ器官だったと考えられる部位があり、これを「相同器官」といいます。たとえば四足歩行の哺乳類の前あしと人の手、クジラやウミガメの胸びれ、鳥の翼などは、働きはちがいますが、どれも魚の胸びれが起源と考えられる相同器官です。反対に、働きは同じで起源や発生が異なる器官を「相似器官」といいます。鳥の翼と昆虫のはねが相似器官の例です。

魚の胸びれが起源の相同器官は、は虫類のワニや両生類のカエルの前あしなどほかにもたくさんあるぞ！

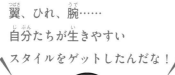

翼、ひれ、腕……自分たちが生きやすいスタイルをゲットしたんだな！

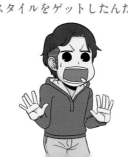

相同器官の例

これらはどれも、古代の魚の胸びれが起源とされる器官だ。

人の手

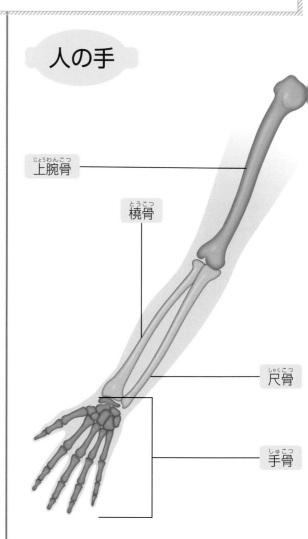

上腕骨
橈骨
尺骨
手骨

長い腕は曲げのばしだけでなく、ひねることもできる。いちばん先には指があり、ものをつかんだり、小さいものをつまんだりと器用に動く。

コウモリの翼

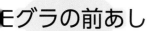

尺骨は細く、橈骨と結合している。親指以外の4本の指が飛膜の支えになっていて、腕をのばせば飛膜が広がり、曲げればたためるつくり。

鳥の翼

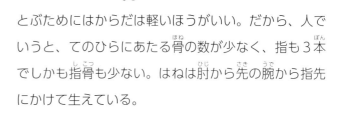

とぶためにはからだは軽いほうがいい。だから、人でいうと、てのひらにあたる骨の数が少なく、指も3本でしかも指骨も少ない。はねは肘から先の腕から指先にかけて生えている。

モグラの前あし

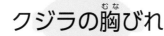

鎌状骨

上腕骨も橈骨・尺骨も太く短い。板のようなかたちをしていて、土をかくパワーが大きい。親指の外側にある特別な骨「鎌状骨」は、かいた土をすくいやすくするシャベルの役割を果たす。

クジラの胸びれ

泳ぐときのかじ取りに使う。水をかく力を強めるために、ほかの哺乳類よりも指骨の数が多い。

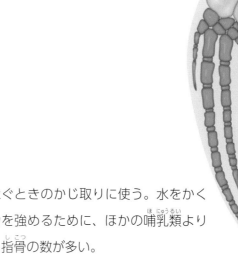

COLUMN

相似器官の例

鳥の翼と昆虫のはねは、どちらも空をとぶための器官。しかし、鳥の翼は前あしが変化したもの、昆虫のはねは皮ふが変化したものです。たまたま同じように働く異なる器官、つまり相似器官なのです。

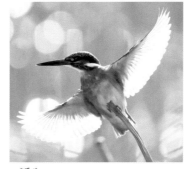

▲水辺にすむ鳥、カワセミ。

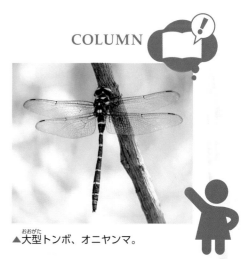

▲大型トンボ、オニヤンマ。

Q とびはねるのが得意な動物のからだのつくりはどこがすごいの？

A 地面をける力が出やすい骨格や筋肉をもっているんだ。

とびはねるのが得意な動物といえばカエルやウサギです。両生類のカエルと哺乳類のウサギのからだでは、ちがいも多くありますが、共通点は特に発達した後ろあしです。どちらも足首から先のあしのひらが長く、太ももの筋肉が大きく発達しているので、力強く地面をけることができます。また、人の場合だと脛骨と腓骨の2本の骨があるすねの部分は、カエルもウサギも脛骨と腓骨があわさり1本の太い骨になっています。これもける力が強い理由のひとつです。

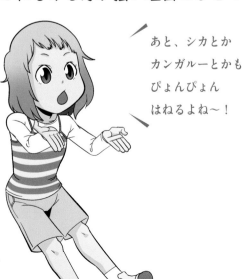

あと、シカとかカンガルーとかもぴょんぴょんはねるよね〜！

カエルとウサギのからだ

ける力を生む骨格や筋肉の特徴を見てみよう。

カエル

カエルは自分の体長の何倍もの距離をとぶことができる。後ろあしをからだに引きつけて折りたためるつくりになっていて、その姿勢からとべることも、ジャンプ力を高めている。

肋骨がないので腹がやわらかく、着地のショックを吸収できる。

すねの骨（脛骨と腓骨）が合体。

後ろあしの長さは前あしの3倍もある。太もも、すね、あしのひら（あし首から先）の長さがほぼ同じ。

すねから指先までの筋肉の種類と数が人よりも多い。

特に太ももの筋肉が発達している。

哺乳類の立ち方くらべ

あしのどこを地面につけて立つかは、動物の種類によってちがい、大きく3タイプに分けられます。まずは指先からかかとまで、あしの裏全体をつける「蹠行」。ヒトやゾウなどがこれで、体重を支えるのに向いています。次に、指だけをつく「趾行」。イヌやネコなど、あしのはやい動物がこれです。そして、ひづめで立つ「蹄行」。ひづめは指骨の先端、つまり、つま先。はやく走ることに特化したあしです。接地面が小さいほど、地面をおす力が集中することや、あしを動かすのにむだな動きが少なくてすむことなどが、はやく走れる理由です。

COLUMN

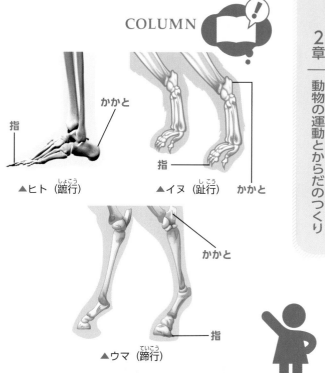

▲ヒト（蹠行）　　▲イヌ（趾行）

指　かかと　　　　　指　かかと

かかと

▲ウマ（蹄行）

指

ウサギ

全身骨格は体重の7～8％と軽い。

体重の50％以上が筋肉で、特に後ろあしが発達している。

カエルと同じく脛骨と腓骨が合体（筋肉の下）。

長いあしのひらは、すばやく折りたためる。

種類によっては真上にとぶと約1.5m、前方だと約3mもとぶとされている。体重のうち筋肉の割合が大きく、骨格が軽いつくりになっているのは、トータルの体重を軽くして、より高くとび、よりはやく走るためだといわれている。

ヒト

助走なしでその場でとぶと、高さ140cmくらい、助走をつけたジャンプだと、高さ380～400cmが、ヒトの世界最高レベルのジャンプ力とされている。

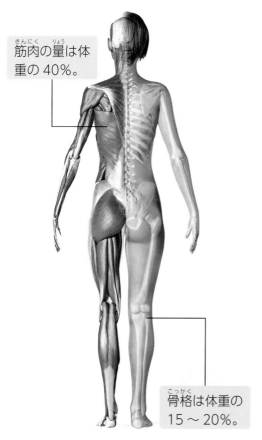

筋肉の量は体重の40％。

骨格は体重の15～20％。

Q 動物はどうして空をとんだり水中を泳いだりできるの？

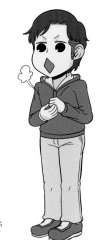

赤身のアジはマラソン向き、タラとかタイとかの白身の魚はスプリンターだな！

A 運動のしかたに合った骨格や筋肉をもっているからだよ。

とぶといえば鳥、泳ぐといえば魚が代表格ですが、哺乳類にもとぶものや水でくらすものがいますし、とばない鳥や泳ぎが得意な鳥もいます。とぶ、泳ぐと一言でいっても、運動のしかたは動物によって少しずつちがいます。とんだり泳いだりする動物は、それぞれの運動のしかたに合った骨格と筋肉をもっています。

アジ

スズキ目アジ科に属する魚で日本ではマアジが代表的。

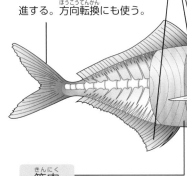

尾びれ
左右に動かし、水をおして前進する。方向転換にも使う。

背びれ・腹びれ・しりびれ
姿勢をまっすぐ保つバランサーの役目をする。

筋肉
遅筋と中間筋（→ p28）が多い赤身。

胸びれ
前進や後進に使う。ブレーキの役目もする。

筋肉
尾びれを動かす背中の筋肉が分厚く発達している。

背びれ
ひれの中に骨はなく、意識的に動かせない。からだが左右にぶれるのを防ぐ。

尾びれ
ひれの中に骨はない。尾骨の働きで上下に動かし前進する。

イルカ

水にすむ哺乳類で、クジラ目に属する動物のうち小型のもの。

胸びれ（フリッパー）
肩甲骨の働きで動く板状のひれ。もぐったり浮いたり、方向転換するときに使う。

頸椎
ギュっとつまって結合し動かないので高速で泳いでも頭がぶれない

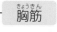

とぶ動物、泳ぐ動物

からだのつくりは、それぞれの運動や空や水でのくらし方に合ったかたちをしている。

ハト

空をとぶ鳥の例。世界にはおよそ 300 種(しゅ)のハトがいる。

骨(ほね)
空洞(くうどう)が大きく、かべがうすいが強さもある軽量化構造(けいりょうかこうぞう)。胸筋(きょうきん)を支(ささ)える胸骨(きょうこつ)が特別(とくべつ)に大きい。

胸筋(きょうきん)
全身の筋肉(きんにく)の 15 ～ 25％の重さが集中している。翼(つばさ)を上げるときに小胸筋(しょうきょうきん)（ささみ）、下ろすときは大胸筋(だいきょうきん)（ムネ肉）を使う。

翼(つばさ)（フリッパー）
板状(いたじょう)の翼をはばたかせてもぐったり、前進、方向転換(ほうこうてんかん)したりする。はばたきをやめると浮(う)き上(あ)がる。

骨(ほね)
中身がつまった重量化構造(じゅうりょうかこうぞう)で水にしずみやすく、水圧(すいあつ)にも強い。翼(つばさ)を動かす上腕骨(じょうわんこつ)が太くて短い。

胸筋(きょうきん)
とぶ鳥と同じく、胸筋(きょうきん)が大きく発達(はったつ)している。

ペンギン

全 18 種(しゅ)いるペンギンは、どれも空をとべないが泳ぎが得意(とくい)だ。

翼(つばさ)
「飛膜(ひまく)」という皮ふの翼(つばさ)。長い指と長いてのひらの骨(ほね)、後ろあし、尾(お)のあいだにはられている。

コウモリ

とべる哺乳類(ほにゅうるい)はコウモリ目(もく)に属(ぞく)する動物だけだ。

後ろあし
筋肉(きんにく)をなくして、トータルの筋肉(きんにく)の重さを減(へ)らしている。

胸筋(きょうきん)
はばたくための胸筋(きょうきん)が大きく発達(はったつ)している。

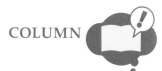

骨や筋肉の外側をおおう皮下脂肪

わたしたちのからだを支え、運動をかなえている骨と筋肉。これら大切な器官は、うすい皮ふのすぐ下にあるのではなく、やわらかい層に守られています。「皮下組織」という層です。皮下組織は、ほとんどがやわらかい皮下脂肪でできていて、外からの衝撃から守るクッションの役割を果たしています。皮ふも、うすい膜1枚ではなく、「真皮」「表皮」の2層でできています。

脂肪って、食べる肉でいうとあぶら身の部分だよね！

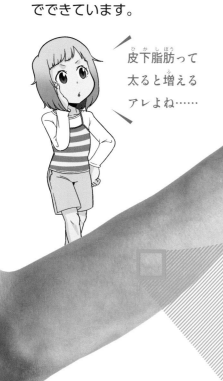

皮下脂肪って太ると増えるアレよね……

これはシンプルにあらわした図だけど、皮ふと皮下組織にはこの図に加えて、汗や皮脂を分泌する器官、毛根、血管や神経、さまざまな感覚を受け取る器官などあれこれ入り組んでいるんだ！

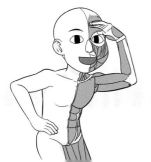

体脂肪率、どれくらい？

体脂肪は、皮下脂肪と、腹部内の内臓まわりにたまる内臓脂肪を合計したものです。そして体重のうちどれくらいの割合が体脂肪かあらわす数値を体脂肪率といいます。日本肥満学会によると、体脂肪率の標準値の上限は、6〜18歳の男子が24％、女子は6〜10歳が29％、11〜18歳が34％。それを超えると肥満としています。同じ哺乳類の例では、アザラシの体脂肪率が平均50％前後と高く、チンパンジーが8％、ブタが16％くらいです。

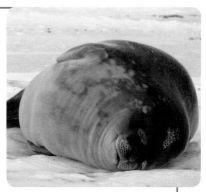

▲氷の上に寝転がるウェッテルアザラシ。

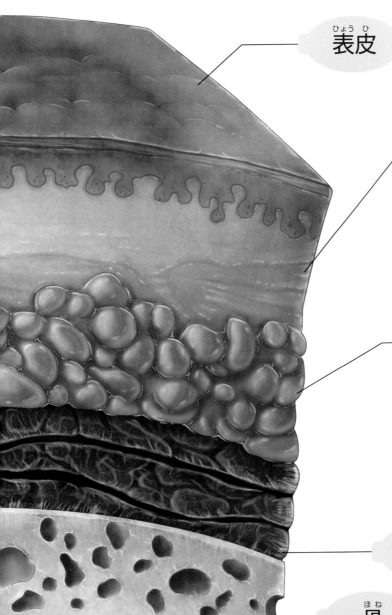

表皮

さらに拡大すると細胞の種類のちがう5層になっているが、そのうち、わたしたちが直接さわれる表面は「角質層」。厚みは部位によってちがう。

真皮

波形のでこぼこで表皮とかみあうようにして合体している。表皮と同じく、部位によって厚みがちがう。たとえば背中あたりは厚く、顔はうすい。

皮下組織（皮下脂肪）

脂肪は成長や生活習慣などにより、増えたり減ったりするが、生きていくうえで必要な器官だ。骨や筋肉を守るクッションのほかにも、体温を保ち、エネルギーをたくわえる役割がある。

筋肉

骨

さくいん

監修：坂井建雄

順天堂大学保健医療学部特任教授、日本医史学会理事長。1953年、大阪府生まれ。1978年、東京大学医学部卒業後、ドイツのハイデルベルク大学に留学。帰国後、東京大学医学部助教授、順天堂大学医学部教授を歴任。医学博士。専門は解剖学、細胞生物学、医史学。

◆装丁・本文デザイン
福間祐子

◆DTP
STUDIO恋球
ダイアートプランニング

◆イラスト
佐藤眞一
マカベアキオ

◆マンガ
よしたに

◆写真
アマナイメージズ
PIXTA
Shutterstock
iStock
フォトライブラリー
宮崎紀幸

◆協力
武田亮輔
（板橋区立成増ヶ丘小学校教諭）

◆校正
あかえんぴつ

◆編集・制作
宮崎祥子
室橋織江
栗栖美樹
春燈社
アマナ

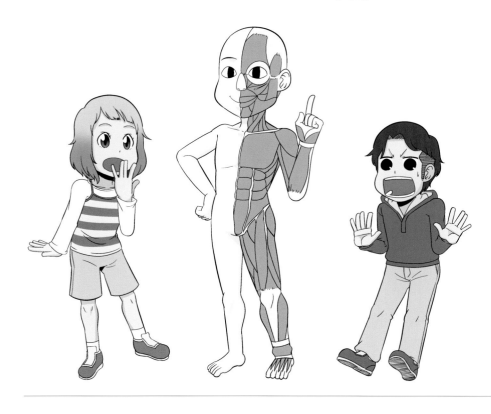

どうなってるの!? 人のからだのしくみ大図解
① からだのつくりと運動

あそびをもっと、
まなびをもっと。

こどもっとラボ

発行　　2023年4月　第1刷
監修　　坂井建雄
発行者　千葉 均
編集者　崎山貴弘
発行所　株式会社ポプラ社
　　　　〒102-8519　東京都千代田区麹町4-2-6
ホームページ　www.poplar.co.jp（ポプラ社）
　　　　　kodomottolab.poplar.co.jp（こどもっとラボ）
印刷・製本　大日本印刷株式会社

©POPLAR Publishing Co.,Ltd. 2023
ISBN978-4-591-17659-7 ／ N.D.C. 491 ／ 47p ／ 29cm Printed in Japan

どうなってるの!?
人のからだの
しくみ大図解

全**6**巻
セット N.D.C.491

監修 坂井 建雄（順天堂大学特任教授）

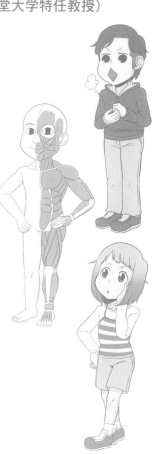

小学校中学年から

・A4 変型判
・各 47 ページ
・図書館用特別堅牢製本図書

ポプラ社はチャイルドラインを応援しています

18さいまでの子どもがかけるでんわ

チャイルドライン®

0120-99-7777

毎日午後**4**時〜午後**9**時 ※12/29〜1/3はお休み

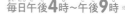

📞 電話代はかかりません
携帯（スマホ）OK

18さいまでの子どもがかける子ども専用電話です。
困っているとき、悩んでいるとき、うれしいとき、
なんとなく誰かと話したいとき、かけてみてください。
お説教はしません。ちょっと言いにくいことでも
名前は言わなくてもいいので、安心して話してください。
あなたの気持ちを大切に、どんなことでもいっしょに考えます。

チャット相談は
こちらから

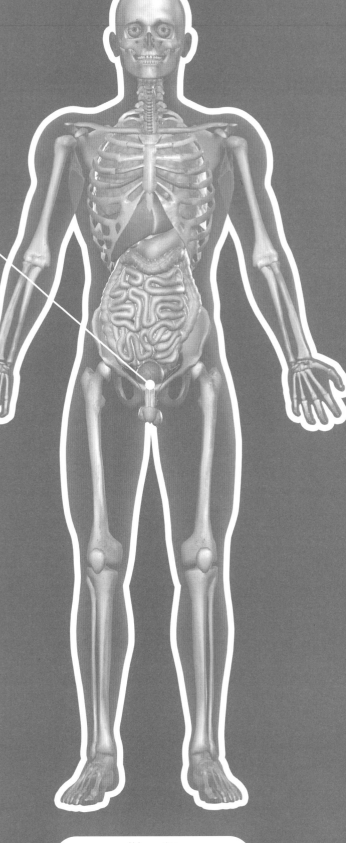

生殖器
(せいしょくき)
(→2巻)
(かん)

男女の
ちがい
だん じょ

男性と女性のからだの構造はほ
だん せい じょ せい   こう ぞう
とんど同じですが、生殖器の部
せい しょく き
分が大きくちがいます。生殖器は
せい しょく き
子どもを生むための器官です。ま
き かん
た、女性の乳房には脂肪がつい
じょ せい にゅう ぼう   し ぼう
ています。

男 性
だん せい